DOLOR DE ESPALDA
Remedios Caseros y Naturales
Para Aliviar el Dolor

Descubra los 10 mejores remedios naturales y 100% seguros para el alivio instantáneo del dolor de espalda.

Pauline PATRY

Tabla de contenidos

Introducción

El dolor de espalda puede ser mental y físicamente debilitante. Puede afectar todo lo que hace, desde el trabajo y el ejercicio hasta simples tareas cotidianas. El dolor de espalda puede ser de corta duración, o convertirse rápidamente en una lucha de por vida debido a una lesión o enfermedad.

Afortunadamente, hay formas naturales de aliviar el dolor de espalda sin tener que recurrir a los medicamentos

Para empezar, el dolor de espalda puede presentarse de muchas formas. Algunos tratan el dolor de espalda persistentes leves y los espasmos que se producen regularmente, mientras que otras personas sufren de dolor del nervio ciático que baja por las piernas y llega a los brazos.

Estas afecciones crónicas tienen una posibilidad prominente de dejar de lado su vida.

Y no son raras.

Ocho de cada diez personas sufren algún tipo de dolor de espalda durante su vida.

De hecho, más de dos millones de visitas a la sala de emergencias cada año se deben al dolor de lazona lumbar, que también resulta ser la principal causa de discapacidad en el mundo. Desafortunadamente, el tratamiento para el dolor de espalda todavía no es tan eficiente como debería ser.

Muchas personas que sufren de dolor de espalda se encuentran en el centro de una miríada de pruebas, se les dan instrucciones para mantenerse sedentarios a pesar de que las investigaciones demuestran la eficacia de continuar con las actividades diarias, y a menudo se les recetan potentes analgésicos.

Si bien los analgésicos pueden ayudar al dolor a corto plazo, también pueden causar múltiples problemas de salud e incluso problemas de adicción. Los estilos de vida sedentarios tienden a endurecer los músculos, lo que hace que el cuerpo sea propenso a las lesiones en el futuro.

Por suerte, hay una multitud de tratamientos alternativos para el dolor de espalda, y la mayoría de ellos son fácilmente accesibles y de bajo costo o incluso gratuitos.

Estos tratamientos no requieren una receta médica, aunque es mejor discutir todos los nuevos suplementos y rutinas de ejercicios con su médico antes de comenzar.

En este libro, discutiremos diez consejos y estrategias que puede seguir para ayudar a aliviar el dolor de espalda adoptando un enfoque natural y holístico.

¿Qué es el dolor de espalda y cuán común es?

El dolor de espalda puede ocurrir por una serie de razones que son estructurales, musculoesqueléticas, nerviosas o un señal de un trastorno subyacente. La mayoría de los dolores de espalda son estructurales o musculoesqueléticos y los nervios pueden verse afectados por cambios en la estructura de la columna vertebral.

La columna vertebral es un complejo sistema de huesos y articulaciones entrelazadas llamadas vértebras. La columna vertebral se extiende desde la base de nuestro cráneo hasta la rabadilla de la pelvis, el coxis. Las muchas vértebras que componen la columna vertebral están etiquetadas en términos de área, y a cada una se le da un número para que todos los médicos sepan a cuál se refieren si hay algún problema con la espalda que deba ser tratado.

Empezando por el cuello, las 4 áreas son las..:

- Cervicales
- Torácicas
- Lumbares
- Regiones sagradas.

La región cervical tiene 7 vértebras, la torácica 12, la lumbar 5 y la sacra, 5 huesos, todas fusionadas. El coxis está en realidad compuesto por 4 pequeños huesos fusionados.

La mayoría de las personas experimentan dolor en la parte baja de la espalda. Hasta el 80% de la población lo tendrá al menos una vez en su vida.

Tiende a ocurrir en personas mayores y puede aumentar con la edad, pero por supuesto cualquiera puede tener dolor de espalda debido a una lesión. La prevalencia varía según el sexo. Las mujeres son más propensas a tener dolor de espalda baja, un disco prolapsado o deslizado, y ciática, es decir, dolor en los nervios ciáticos que van de la espalda a la parte inferior de la pierna.

La prevalencia también varía según la raza. Las mujeres negras tienen de dos a tres veces más probabilidades que las blancas de que parte de la parte inferior de la columna se salga de su lugar.

¿Cuáles son las principales causas del dolor de espalda? Veremos este tema en el siguiente capítulo.

¿Cuáles son las principales causas del dolor de espalda?

La lesión es la causa más común del dolor de espalda. A menudo se relaciona con recoger cosas de tal manera que se daña la columna vertebral, sus nervios o los músculos que la rodean. Por ejemplo, muchas personas tratan de levantar un objeto pesado con los brazos estirados e intentan tirar de él hacia el pecho. Esto tensa los músculos, especialmente en la parte baja de la espalda. Aprender a levantar un objeto pesado correctamente, como veremos más adelante en esta guía, puede ayudar a prevenir lesiones y dolores de espalda.

Cualquiera puede tener dolor de espalda, pero algunas cosas que pueden aumentar su riesgo incluyen:

Mala condición física

El dolor de espalda es más común en las personas que no están en forma. Un núcleo sólido también fortalecerá la espalda.

Tener sobrepeso

Cargar con kilos de más, especialmente en la parte media, puede estresar la espalda y causar dolor. También suele ser una señal de flacidez en el núcleo, y los músculos flácidos son débiles y más propensos a las lesiones.

Herencia

Algunas causas de dolor de espalda pueden tener un componente genético y ser hereditarias.

Varios temas de salud

Algunos tipos de artritis y cáncer pueden causar dolor de espalda. La osteoporosis, un adelgazamiento de los huesos, también puede dar lugar a fracturas delgadas, espolones óseos y otros cambios estructurales que pueden causar dolor de espalda.

Fumar tabaco

Los fumadores con lesiones óseas se curan aproximadamente el doble de lento que los no fumadores. Una de las razones puede ser que no hacen circular suficientes nutrientes en el cuerpo para poder curar los huesos y apoyar la buena salud de la espalda. A medida que envejecen, sus huesos pueden volverse tan frágiles que la tos del fumador puede provocar dolor de espalda e incluso lesiones.

Su trabajo

Si tiene que levantar, empujar o tirar a menudo en su trabajo, corre más riesgo de lesionarse. Muchas empresas ofrecen a sus trabajadores aparatos ortopédicos para sostener la columna vertebral, pero es necesario usarlos correctamente para que sirvan de algo.

Si se sienta en un escritorio todo el día y no se sienta derecho, también puede tener dolor de espalda. Lo más común es que se presente en la parte baja de la espalda, ya que esta soporta mucha presión y peso cuando se está sentado, pero también puede presentarse en el cuello, los hombros y en la mitad de la espalda.

El dolor lumbar es una de las causas más comunes de dolor, mala calidad de vida y pérdida de productividad en el lugar de trabajo. El dolor de espalda crónico puede afectar a todas las áreas de su vida, incluyendo el trabajo, el sueño, el sexo, el cuidado de sus hijos y más.

Afortunadamente, hay una serie de formas de prevenir los problemas de espalda, y de tratarlos si se presentan. Estos incluyen remedios naturales, medicamentos, y en casos extremos, cirugía. Los tratamientos dependerán de la causa del dolor.

A veces la causa es muy obvia, como una lesión. En otros casos, el dolor es real, pero puede requerir un proceso de eliminación para determinar de dónde viene y por qué.

Cómo levantar objetos pesados correctamente

Levantar objetos pesados correctamente es la mejor manera de evitar dañar los músculos de la espalda y/o hacer cualquier daño estructural.

1- de pie...

Póngase de pie cerca del objeto con los pies separados por los hombros, el pie dominante (como el derecho) ligeramente delante del otro.

2- en cuclillas

Póngase de cuclillas junto al objeto, doblando sólo las caderas y las rodillas, manteniendo la columna vertebral recta. Una rodilla puede tocar el suelo y la otra debe permanecer en un ángulo de noventa grados.

3- Permanezca erecto

La espalda debe estar recta, el pecho hacia fuera, los hombros hacia atrás, no encorvados. La cabeza debe estar levantada, mirando al frente.

4- Estire las piernas

Enderezca las caderas y las rodillas para que el peso sea expulsado del suelo a través de sus músculos y movimientos, no de los músculos de la espalda.

5- No lado a lado

A medida que se levante del suelo con las piernas, mantenga la espalda recta. No se retuerza de lado a lado, ya que esto puede dañar los músculos de la parte baja de la espalda o comprimir un nervio.

6- Manténgalo ajustado y seguro

Mantenga la carga tan cerca de su cuerpo como sea posible. No se encorve sobre ella. Levántela hasta que esté al nivel de su cintura y caderas. NUNCA intente levantarla más alto que los hombros.

7- Dar pequeños pasos...

De pequeños pasos hacia adelante con su carga. No intente caminar normalmente, ya que puede empujar las caderas y la espalda y tal vez incluso hacer que pierda el agarre y se le caiga el objeto.

8- Cambie las direcciones con cuidado

Dirija con sus caderas cuando cambie de dirección al caminar con una carga pesada, no con los pies o las rodillas.

9- Manténgase alineado

Mantenga sus hombros en línea con sus caderas mientras se mueve.

10- Apóyela suavemente...

Si tiene que dejar su carga en una mesa o un estante, no estire los brazos. Camine lo más cerca posible al lugar de descanso y deslice la carga sobre él. Si va a dejarla en el suelo una vez más, invierta el proceso de elevación. En cuclillas sólo con las rodillas y las caderas, manteniendo la espalda recta y no torcida, hasta que el objeto esté seguro en el suelo una vez más.

Practique esta secuencia de movimientos con una caja pequeña y liviana hasta que se sienta cómodo y natural, de modo que será mucho menos probable que recoja cajas pesadas de forma incorrecta porque no está pensando cuando llegue el momento.

Cualquiera que haya experimentado alguna vez un dolor de espalda sabrá lo miserable que puede ser y hasta qué punto puede arruinar su calidad de vida e impedirle llevar a cabo sus actividades diarias más esenciales. Las estimaciones de los costes del dolor de espalda lo sitúan en 240.000 millones de dólares al año en EE.UU., además de la pérdida de productividad en el trabajo y en casa.

El dolor de espalda agudo y crónico puede impactar negativamente en todos los aspectos de su vida, desde sus relaciones con sus hijos y su pareja, hasta sus finanzas personales, su trabajo y sus perspectivas profesionales. El dolor de espalda puede afectar sus patrones de sueño, su estado de ánimo y su disfrute de la vida. Afortunadamente, una buena parte de esto puede se puede prevenir si usted cuida su espalda para que ella lo cuide a usted.

El dolor de espalda es un hecho para muchos, pero no tiene por qué arruinar su vida. Practique un buen autocuidado, use remedios naturales con el tiempo y trabaje con su médico para encontrar una gama de soluciones eficaces que le ayuden a curar su espalda y a fortalecerla para mejorar su salud.

¡Para su mejor espalda!

Tratamientos naturales para ayudar a reducir el dolor de espalda

Hay un número de remedios naturales para el dolor de espalda. La buena noticia es que muchos de ellos son gratis o baratos. Su eficacia dependerá de la ubicación y la causa del dolor, pero en general deberían funcionar para la parte superior, media y baja de la espalda.

Cuidado personal:

- Descanse cuando le duela la espalda (pero no descanse todo el tiempo o se pondrá rígido y podría hacerle más daño)
- No esté sentado durante demasiadas horas, lo que pone mucha presión en la columna vertebral
- Estiramiento suave y fácil
- Ejercitar suavemente sus músculos centrales, ejercitando sus abdominales.
- Yoga para estirar, aumentar la flexibilidad y mejorar la fuerza del núcleo, intente la postura de la tabla
- Terapia de frío: las bolsas de hielo o un parche caliente pueden ayudar
- Terapia de calor - un baño o ducha caliente, almohadilla de calor o una botella de agua caliente
- Hidroterapia: un baño caliente, una ducha, un jacuzzi o un baño en una piscina caliente.
- Dormir lo suficiente, con el objetivo de que cada noche de sueño de alta calidad dure 8 horas.

•	Dormir en una cama que dé suficiente apoyo a la espalda, el colchón no debe ser demasiado blando. Busque colchones ortopédicos

•	Usar almohadas adecuadas, ayudará a evitar el dolor de cuello.

•	Almohadas médicas... algunas soportarán el cuello. Una almohada en forma de cuña debajo de su espalda cuando esté sentado apoyará la columna y las caderas. También puede obtener una almohada en forma de cuña con forma especial para colocarla entre los muslos y ayudar a aliviar el dolor de la ciática cuando duerme por la noche.

•	Asegurarse de caminar correctamente con buenos zapatos, evitar los tacones altos y cuidar los pies. Los callos, las callosidades y demás pueden causar dolor de pies y hábitos extraños al caminar.

•	Tener una silla de escritorio de apoyo, si es como la mayoría de la gente, pasar horas en un escritorio todos los días puede pasar factura a su espalda si no tiene cuidado.

•	Hacer ejercicio regularmente, eligiendo ejercicios de bajo impacto como caminar, nadar, ciclismo, yoga, tai chi, pesas livianas y bandas de resistencia.

•	Levantar objetos pesados, incluyendo niños y mascotas, de la manera correcta. (Más sobre esto en breve)

Hay muchas medicinas alternativas que han demostrado ser eficaces para el alivio del dolor.
Aquí hay algunas sugerencias:

Meditación

La meditación le permite enfocar su mente, para aliviar el dolor y el estrés.

Relajación guiada

Aprenderá a tensar y luego a relajar sus músculos, para tener menos tensión. La tensión y la rigidez son los principales contribuyentes al dolor de espalda.

Medicina tradicional china (MTC)

La MTC para el dolor de espalda incluye acupuntura y acupresión. Ambas estimulan los "meridianos", o centros de energía en el cuerpo, para promover la salud y la curación. La acupuntura utiliza pequeñas agujas delgadas. La acupresión utiliza los dedos.

Masaje

La terapia de masaje terapéutico, ya sea de su ser querido, o de un terapeuta de masaje profesional, puede aliviar el dolor y el estrés, y liberar la tensión muscular

Aromaterapia

La aromaterapia utiliza extractos de plantas conocidos como aceites esenciales para la salud y la curación. Los aceites esenciales pueden ser inhalados, añadidos al agua del baño o usados como parte de un masaje terapéutico. Elegir aceites que promueven la calma y la relajación, como la lavanda, la rosa y el pino, puede aliviar el dolor de espalda.

Fisioterapia

Una clínica deportiva o un fisioterapeuta puede darle una manipulación suave y un programa de ejercicios que puede ayudarle a aliviar su dolor de espalda y prevenir futuras lesiones.

Tracción/descompresión de la columna vertebral

Hay varias maneras de estirar la columna para quitar la presión de los discos y nervios comprimidos

Escuela de la columna vertebral

Aprenda más sobre su postura y la dinámica de su cuerpo.

Especialista en el tratamiento del dolor

El control del dolor puede ofrecer una gama de soluciones, desde remedios naturales hasta medicamentos, para ayudarle a que la espalda se sienta mejor.

Si intenta todos estos métodos de autocuidado y de medicina alternativa y sigue experimentando dolor de espalda, será el momento de mirar los medicamentos disponibles para el alivio del dolor de la espalda baja.

Consejo No. 1: Bebidas antiinflamatorias

La inflamación es una respuesta natural del cuerpo. Cuando el cuerpo percibe un daño, una infección, una lesión o una toxina, intenta curarse a sí mismo. En estos casos, la destrucción celular activa el sistema inmunológico.

El sistema inmunológico libera anticuerpos y proteínas mientras aumenta el flujo de sangre al área afectada.

En el caso de la inflamación aguda, el proceso dura sólo unas pocas horas o días. Sin embargo, para aquellos con inflamación crónica, el cuerpo se acostumbra tanto a la respuesta que se mantiene en un estado de alerta constante. Las investigaciones han demostrado que este estado puede jugar un papel en múltiples condiciones diferentes, desde el asma hasta el cáncer.

Para ayudar a reducir la inflamación de la espalda, mantener una dieta antiinflamatoria puede ayudar a reducir la respuesta y el dolor.

Más adelante hablaremos de los alimentos antiinflamatorios, pero las bebidas similares también desempeñan un papel fundamental y se consumen fácilmente a diario.

A continuación, hay varias bebidas antiinflamatorias que puede tomar para evitar el dolor y la inflamación.

Leche de Cúrcuma

Los efectos positivos de la cúrcuma se utilizan en todo el mundo, y hay una razón para ello. La especia asiática contiene en abundancia antioxidantes que ayudan a reducir la inflamación y a aliviar el dolor artrítico.

La cúrcuma está disponible en casi cualquier tienda de comestibles en la sección de especias. Para hacer la leche, simplemente vierta una cucharadita de ½ de cúrcuma en un vaso de leche caliente. Se endulza al gusto o se bebe tal cual. Si la leche de vaca aumenta su inflamación, intente añadir la especia a la leche de almendras caliente en su lugar.

Es mejor beberla por la noche antes de acostarse, para permitir que los antioxidantes trabajen en su cuerpo mientras descansa.

Jugo de cereza

El jugo de cereza es una bebida muy accesible y rica en antioxidantes. Cuando busque el jugo en el supermercado, asegúrese de que sea bajo o sin azúcares añadidos e incluya extracto de cereza agria. El extracto contiene abundancia de ingredientes antiinflamatorios.

Té verde de jengibre

Se sabe que tanto el té verde como el jengibre disminuyen la inflamación en el cuerpo después de un consumo prolongado.

Puede comprar tanto el té verde como té de jengibre por separado pero también combinados para mayor comodidad. Intente hacer que una taza de té sea una adición diaria a su estilo de vida para ayudar a aliviar sus molestias.

Las bebidas antiinflamatorias no deben contener químicos ni azúcares añadidos.

Intente siempre comer y beber ingredientes limpios para mantener los químicos dañinos fuera del cuerpo. Estos químicos pueden tener efectos adversos tanto en la inflamación como en la salud mental.

Consejo No. 2: Dormir y cómo conseguirlo

El sueño y el descanso pueden ser algo difícil de conseguir en nuestra ajetreada vida diaria, y el dolor agudo o crónico sólo aumenta la dificultad. Acostarse con la espalda o el cuello adoloridos puede ser insoportable.

¿Cuántas veces ha estado listo para ir a la cama, acostado, y el dolor lo despierta, impidiendo que se relaje y sane el cuerpo durante esas horas vitales de sueño?

Obtener la cantidad correcta de sueño profundo y descanso es increíblemente crucial para, no sólo su espalda, sino para todo su cuerpo.

Mientras su mente descansa, su cuerpo va a trabajar, curando y reparando el daño hecho durante el día. Cuando no descansa lo que su cuerpo necesita, la inflamación y el dolor aumentan.

Ayudar a su cuerpo a relajarse rápidamente y a hundirse en un sueño profundo y reparador puede ser difícil sin la ayuda de medicamentos para el sueño, pero los efectos secundarios pueden ser perjudiciales.

Aquí hay varios suplementos totalmente naturales que puede probar uno a la vez, para ayudar a alcanzar ese crucial estado de sueño profundo.

Melatonina: La melatonina es una sustancia química producida naturalmente en la glándula pineal en el centro del cerebro.

La melatonina es responsable de ayudar a su cuerpo a regular cuando se duerme y cuando se despierta.

La melatonina se toma cuando se interrumpen los patrones naturales de sueño, incluyendo los asociados con el control del dolor. La melatonina trabaja con el ritmo natural de su cuerpo pero tiene efectos secundarios negativos ocasionales como somnolencia diurna, dolores de cabeza y depresión a corto plazo.

Valeriana: La valeriana es una hierba que crece en Asia y América del Norte. Los aceites de la hierba se encapsulan y se toman por vía oral.

La valeriana ha demostrado calmar la mente y sedar el cerebro. La sedación permite que el cuerpo se relaje y que la inflamación retroceda. La valeriana también puede tener un efecto positivo en la ansiedad y la depresión.

L-teanina: La L-teanina es un aminoácido que se encuentra más comúnmente en las hojas de té verde y negro.

Los efectos de la L-teanina son abundantes e incluyen la ayuda a la relajación de la mente y el cuerpo cuando se toma en dosis de 200-400mg, lo que resulta en un sueño más profundo y reparador.

Este aminoácido se puede encontrar en pequeñas dosis en el té, y en dosis mayores a través de cápsulas y comprimidos.

Como siempre, consulte con su médico antes de comenzar cualquier tipo de suplemento. Algunos suplementos, aunque son totalmente naturales, pueden reaccionar a ciertos tipos de medicamentos.

Consejo No.3: Postura estática

La postura estática es simplemente mantener un movimiento, una postura o una postura corporal específica durante un período prolongado. Los músculos de la espalda y el cuello a menudo asumen el exceso de presión cuando las articulaciones de las piernas y las caderas se cansan o se estresan demasiado.

Mantener una postura, una rotación o una postura ejerce presión sobre esas articulaciones.

El movimiento es clave. Ya sea pequeño o de mayor esfuerzo, este cambio en los puntos de presión puede ayudar a evitar que la espalda y el cuello se desborden por el estrés de otras articulaciones.

Es vital prestar atención a las caderas y articulaciones, detectando estas presiones y tensiones, para saber cuándo moverse. Acostúmbrese a cambiar de posición con regularidad.

Postura : Si alguna vez ha estado de pie en un lugar durante un período prolongado, y luego ha girado los hombros hacia atrás, entonces ha sentido esa liberación de tensión en su espalda.

La postura afecta a muchos aspectos de su cuerpo, especialmente a su cuello y a su columna vertebral. Haga un esfuerzo concertado para notar sus hombros y ajústelos hacia atrás para mantener una postura alta y recta.

Rotación de la actividad: Muchas personas tienen trabajos en los que o bien se paran haciendo un movimiento durante varias horas o se sientan y hacen lo mismo. Si puede, intente rotar sus actividades o posición varias veces al día, si no más.

Cambiar de estar de pie a estar sentado, cambiar a la flexión e incluso el nivel de la barbilla puede ayudar a reducir la tensión en las articulaciones y la presión en la espalda y el cuello.

<u>Estar sentado demasiado tiempo : Estar sentado</u> durante mucho tiempo comprime los discos en la espalda. La compresión ejerce una tensión en los músculos de la parte baja de la espalda hasta la base del cuello. También puede afectar a su postura.

Intente tomar un descanso de dos minutos cada hora y simplemente caminar por la casa o la oficina.

Consejo No.4: Yoga

El yoga es una de las mejores formas de estirar y fortalecer el cuerpo. Los efectos de una rutina de yoga bien ejecutada pueden ayudar con todo, desde la digestión y la pérdida de peso hasta la salud mental y el dolor.

Pero ¿sabía que aunque el yoga es una excelente manera de estirar la espalda, también fortalece los músculos de la espalda?

Más específicamente, las posturas correctas de yoga pueden fortalecer los músculos paraespinales que ayudan a doblar la columna vertebral, los músculos multifidales que estabilizan las vértebras y los abdominales transversales en el abdomen.

Estos músculos ayudan a sostener las áreas más débiles de la espalda y a reducir la tensión en la columna vertebral.

La clave para fortalecer y estirar estos músculos es a través de la forma adecuada durante las poses. La forma adecuada es especialmente importante cuando se trata de poses centradas en la espalda.

Así que, si es nuevo en el yoga, o en las poses, asegúrese de aprender de un instructor de yoga profesionalmente entrenado. Ellos no sólo podrán ayudarle a perfeccionar el movimiento para obtener el resultado más favorable, sino que también estarán ahí para ayudarlo si se produce una lesión.

Consejo No.5: Meditación

La meditación no es sólo para los yoguis. La práctica de la meditación puede ser usada en cualquier lugar y en cualquier momento para ayudar a relajar el cuerpo.

La meditación tiene la capacidad de reducir la ansiedad y el estrés, relajar el cuerpo y liberar endorfinas, esos notables químicos que nos hacen sentir felices y contentos.

La atención es uno de los componentes críticos de la meditación y el más fácil de practicar varias veces al día. La atención plena es la práctica de centrarse en usted, en su cuerpo y en el momento actual.

Cuando esté en sintonía con lo que su cuerpo está sintiendo, podrá entrenar cómo su mente percibe el dolor. Este cambio en la percepción puede aumentar su tolerancia y reducir el impacto del estrés del dolor en su cuerpo.

La meditación de la atención plena no es algo que tenga que ser practicado durante horas y horas. Puede practicar las técnicas de mindfulness de cinco a diez minutos, en cualquier lugar.

Pase diez minutos cada mañana en la tranquilidad de su habitación, escuchando música en el autobús, en un rápido descanso incluso en el trabajo.

Si el acto de la meditación es algo que no disfruta, simplemente pase varios minutos al día enfocándose en las respiraciones profundas y saturadas.

Durante este tiempo, despeje su mente y deje que sus pulmones se expandan, y el aire fluya de usted. Se pondrá muy en sintonía con su cuerpo con ese simple acto.

Consejo No.6: Soporte de agua

La terapia de agua es una de las mejores formas de ejercicio y apoyo terapéutico para aquellos con problemas de espalda.

La flotabilidad del agua permite movimientos prolongados con mayor apoyo para los músculos y las articulaciones y menos tensión en el resto del cuerpo.

Aunque esta forma de ejercicio es excelente para aquellos que luchan por mantener una terapia terrestre debido a la restricción, es adecuada para cualquier tipo de dolor de espalda.

Más allá de la suave resistencia, el dolor tiende a endurecer el cuerpo debido a la expectativa mental de dolor. Esa expectativa le impide completar los estiramientos y la terapia.

La terapia de agua permite que esos dolores residan, y un movimiento más completo ayuda a sacar el máximo provecho del tratamiento. Esa relajación también reduce la presión sobre las articulaciones y puede llevar a una reducción prolongada del dolor.

Pero el agua no tiene que ser usada sólo para el ejercicio y la terapia.

También se puede utilizar como la principal fuente de relajación para la espalda.
El uso de piscinas de agua caliente crea un efecto terapéutico en los músculos y las articulaciones.

Consejo No.7: Calor

La terapia de calor se utiliza en una gran cantidad de lesiones y sigue siendo uno de los principales remedios eficaces contra el dolor de espalda y cuello.

El uso de calor en las zonas lesionadas para reducir el dolor hace que se inicien múltiples procesos. El calor dilata los vasos sanguíneos en los músculos que rodean la columna lumbar.

La dilatación permite un flujo más significativo de nutrientes y oxígeno, que a su vez curan cualquier tejido dañado que pueda estar allí.

El calor también estimula los receptores en la piel. El efecto en los receptores sensoriales disminuye la transmisión de las señales de dolor al cerebro y permite el alivio.

El alivio del dolor no es permanente pero es muy útil cuando la intensidad de la molestia es alta. El alivio puede ser a veces instantáneo.

El otro efecto primario de la terapia de calor es la facilitación del estiramiento del tejido blando que rodea la columna vertebral. Esto también incluye los músculos y las adherencias.

El estiramiento reduce la rigidez y la amenaza de lesiones. En última instancia, la flexibilidad aumenta, lo que juega un papel importante en la disminución del dolor de espalda.

Las terapias térmicas suelen ser muy económicas y pueden administrarse en casi cualquier lugar.

En casa, se puede utilizar un baño o ducha caliente, y mientras se está fuera, se pueden activar las almohadillas de calor portátiles. A menudo, el simple hecho de encender los asientos calefactados del coche puede ayudar a aliviar el dolor.

Siempre asegúrese de administrar la terapia de calor de forma segura y vigile la temperatura para evitar quemaduras en la piel.

Consejo No.8: Vitamina D3

Al igual que el calcio, la vitamina D es esencial para el cuerpo. ¿Pero qué hace exactamente la vitamina D?

La vitamina D3 es una vitamina liposoluble que ayuda al cuerpo a absorber el calcio y el fósforo. Obtener suficiente vitamina D ayuda a construir y mantener huesos fuertes.

La vitamina D es producida naturalmente por el cuerpo cuando la piel se expone a la luz del sol. Muchas cosas diferentes pueden causar una deficiencia, incluyendo la exposición limitada a la luz solar, el bloqueador solar, la ropa protectora y la edad.

Un reciente informe revisado por colegas encontró que la administración de vitamina D puede proporcionar alivio hasta al 95% de los pacientes que sufren de dolor de espalda.

Stewart B. Leavitt, el autor del informe, *declaró: "nuestro examen de la investigación, que incluyó 22 investigaciones clínicas de pacientes con dolor, encontró que aquellos con dolor de espalda crónico casi siempre tenían niveles inadecuados de vitamina D. Cuando se les proporcionó suficiente suplemento de vitamina D, su dolor desapareció o por lo menos fue aliviado en gran medida".*

El estudio declaró que la ingesta inadecuada de vitamina D podría resultar en un ablandamiento de las superficies óseas, u osteomalacia, que causa dolor.

La parte baja de la espalda es un punto focal para este dolor. En un estudio de 360 personas con dolor de espalda, se encontró que el 95% era deficiente en la vitamina.

En cuanto a la dosis de vitamina D que debe tomarse para ayudar a aliviar el dolor, se recomienda tomar hasta 2000 UI o más. La dosis actual recomendada es de sólo 600 UI. Asegúrese de consultar con su médico sobre el tratamiento personal recomendado y la

seguridad de comenzar el suplemento.

Consejo No.9: Dietas antiinflamatorias

Lo que ponemos en nuestros cuerpos es tan importante, y a menudo más importante, que lo que tratamos en el exterior. Una dieta saludable no sólo ayuda a mantener un peso saludable, sino que también afecta a la mente y a la tolerancia al dolor.

La obesidad puede causar o exacerbar los problemas de espalda al ejercer presión y tensión sobre las articulaciones y los músculos.

Los alimentos que se consumen, y en qué cantidad, pueden prevenir e incluso revertir una gran cantidad de condiciones de salud. Esto incluye diferentes tipos de dolores de espalda.

Ya hemos hablado de la inflamación y su efecto en el dolor de espalda. Una forma crucial de eliminar la inflamación es a través de una dieta antiinflamatoria.

Varios estudios han demostrado que el poder de esta dieta puede ser tan eficaz en el tratamiento del dolor de espalda como los antiinflamatorios no esteroideos como la aspirina y el ibuprofeno.

La dieta antiinflamatoria no es difícil de implementar, y se sorprenderá de la cantidad de alimentos que probablemente ya consuma dentro de las pautas de la dieta.

Aquí está una lista de algunos de los principales alimentos antiinflamatorios sugeridos para la dieta:

•	Frutas y verduras de colores brillantes como zanahorias, remolachas, arándanos y naranjas.

•	Pescados grasos como el salmón, las sardinas y la caballa.

•	Semillas como la chía, la calabaza y el girasol

•	Vegetales de hojas verdes como espinacas, coles, brócoli y col rizada.

•	Las nueces como las almendras y las nueces de nogal

•	Grasas saludables monosaturadas como el aguacate, el aceite de canola y el aceite de oliva.

Pero no se trata sólo de lo que pone en su cuerpo, sino también de lo que evita. Mantengase alejado de los alimentos que promueven la inflamación como la comida rápida, los alimentos procesados, y las grasas saturadas y los carbohidratos refinados.

Si se centra en una dieta limpia y completa, su cuerpo se lo agradecerá.

Consejo No.10: Calcio

Todo el mundo sabe que nuestros cuerpos necesitan calcio para construir huesos fuertes, pero ¿qué hace el calcio para el dolor de espalda?

Además de ser la clave para tener dientes y huesos fuertes, obtener la dosis adecuada de calcio, junto con la vitamina D, puede aliviar el dolor causado por las condiciones que afectan a la masa y fuerza ósea.

La cantidad de calcio recomendada varía dependiendo de la edad, pero el promedio de mg para un adulto debe estar entre 1.000 y 2.000.

La mayoría de las personas no deberían tomar más de 2.000 mg al día porque el exceso de calcio puede causar problemas cardíacos y aumentar el riesgo de fracturas óseas.

El calcio se puede tomar por vía oral a través de suplementos, pero también se puede consumir en los alimentos de uso diario. Algunos de los mejores alimentos ricos en calcio son:

- Salmón y sardinas en conserva

- Lácteos, como quesos no procesados, leche y yogur natural.

- Vegetales de hoja verde como el brócoli y la col rizada.

- La soja y el tofu

Su médico también puede recetarle un suplemento de calcio o remitirle a un dietista.

El dietista podrá hacer recomendaciones nutricionales más completas basadas en su dieta, edad, peso y estado de salud.

Conclusión

El dolor de espalda, aunque es increíblemente común, puede ser debilitante. Su vida puede interrumpirse temporalmente o a largo plazo, quitándole el disfrute que encuentra en las actividades cotidianas.
El dolor también puede interrumpir actividades diarias esenciales como el trabajo y el ejercicio.

Pero por suerte, no tiene por qué.

Elegir remediar el dolor de las lesiones de espalda mediante enfoques holísticos y totalmente naturales no sólo ayudará a corto plazo, sino que también creará un cuerpo más sano y fuerte a largo plazo.

Comer sano, hacer ejercicio, aprender a ser consciente de su cuerpo y comprender la ciencia que hay detrás de los remedios le ayudará a controlar mejor su dolor para que pueda volver a vivir la vida que se merece.

No se sienta atrapado en los medicamentos para el dolor y en un estilo de vida sedentario.

Asegúrese de hablar con su médico antes de implementar cualquier tipo de régimen de control del dolor y confíe siempre en su cuerpo.

Capítulo Bonus
Principios generales para tener un buen estilo de vida

En la siguiente sección se mencionan todos los principios y leyes naturales relacionadas a las prácticas generales para cuidar mejor de la salud. Estos principios generales de higiene, por sí solos podrían ser la ayudarte a encontrar las causas a muchas enfermedades contemporáneas e incluso, saber cómo evitar contraerlas. Este capítulo está escrito en un tono diferente, un poco extraño, sin embargo, está hecho así de forma intencional.

Por lo tanto, el propósito de este capítulo es hacer que seas consciente y te des cuenta de que tus hábitos juegan un papel muy importante en tu salud.

Elegir los médicos adecuados:

Acude a médicos que trabajen respetando la normatividad y las reglas generales, que apliquen tratamientos de medicina alternativa cuando sea necesario, en armonía con la naturaleza y que realmente, te puedan ayudar a tratar tu enfermedad, sin importar cuál sea. Recuerda que estos profesionales saben cómo analizar los síntomas de las enfermedades, los mensajes que envían al cuerpo, para descubrir de qué enfermedad estás sufriendo.

Este tipo de médicos no intentan eliminar o reducir los dolores y los síntomas de las enfermedades con sustancias artificiales creadas por el hombre, sino que saben que la enfermedad y el dolor, son mensajes que el cuerpo envía con la intención de ayudarte a encontrar un orden y un equilibrio, para mantenerte sano, tanto física como mentalmente.

Son capaces de curarte averiguando, a través del diálogo, de la exploración de su cuerpo, y en ocasiones, con pruebas científicas como análisis de sangre o radiografías, las causas de los desequilibrios que hay en tu cuerpo, para que tú mismo/a puedas tratar tus enfermedades y desequilibrios, por medio de los consejos que ellos te dan.

Para calmar los dolores, utilizan principalmente plantas o herramientas con las que reequilibrar los órganos, tendones, nervios, músculos o huesos, trabajando en armonía con sus energías.

Aléjate de los médicos que intentan mitigar y reducir el dolor o los síntomas de las enfermedades, sin intentar curar la causa de las enfermedades; haciéndote consumir sustancias artificiales y drogas creadas por el hombre que puede no ser muy efectivas para lo que necesitas.

Estas sustancias te pueden envenenar, agravan las enfermedades e, incluso, pueden provocar otras nuevas. Además, que es posible que te lleven a una muerte prematura por sus efectos secundarios o componentes que pueden ser tóxicos para tu cuerpo.

Si tu cuerpo está sano, los microbios y bacterias no son tus enemigos, sino sus amigos. Estos organismos existen para limpiar su cuerpo y para reforzar tu sistema inmunológico. En tu cuerpo existen, de manera constante, alrededor de un kilo y medio de bacterias y microbios, que están en la sangre, los pulmones y el sistema digestivo, reforzando las defensas inmunitarias y mejorando su salud.

Un buen médico no intenta acabar con las bacterias y microbios del cuerpo con productos antibacterianos o antimicrobianas, sino mejorar el estado general del cuerpo para así ayudar a los microbios y bacterias existentes a realizar su trabajo de limpieza y defensa, evitándose las enfermedades. Los malos médicos hacen lo contrario.

Una pequeña comparación, sería como si intentaran, en vano, eliminar los mosquitos y microbios de los pantanos, cuando están ahí justo para mantenerlos limpios. En un pantano pueden ser algo molestos, pero basta con sanear y secar el terreno drenando el suelo para que los mosquitos y microbios desaparezcan por sí solos, así será en el momento en que el pantano también desaparezca, y el estado general del terreno haya mejorado.

Esto mismo es lo que ocurre en el cuerpo humano. Debes dejar que los microbios y bacterias que hagan su trabajo en tu cuerpo, y date a la tarea solo de sanearte respetando los principios y bases de un buen estilo de vida. Para que siempre te mantengas bien y con hábitos saludables, ten siempre en cuenta lo que acabas de leer, y no pienses que tiene que debes evitar ir a tu médico tradicional, puedes consultar a ambos.

La medicina ha evolucionado muchísimo a lo largo de los siglos. Existen muy buenos médicos y seguramente, en algún momento darás con ellos. Un buen médico podrá utilizar medicamentos derivados de investigaciones científicas cuando sea necesario, y utilizará los recursos de hospitales y laboratorios para conocer las causas de tus patologías y llegar a un diagnóstico con el objetivo de sanear tu cuerpo.

Alimentación:

Durante miles de años, la naturaleza ha ido reforzando nuestro sistema inmunológico y la manera como está estructurada nuestra sangre. A día de hoy, no son los microbios los causantes de las enfermedades, sino los malos hábitos de vida.

Al adoptar hábitos saludables, limpiarás tu cuerpo, y mantendrás a los microbios, virus o bacterias dañinos lejos de tu organismo.

Absténte de utilizar cualquier sustancia artificial para dar mayor sabor a la comida, y sustitúyela por las hierbas aromáticas o las especias naturales que nos proporcionan las plantas.

Aléjate de sustancias alimenticias artificiales. Se supone que conservan los alimentos, mejoran su textura o sus colores, o incluso modifican su sabor; pero lo que consiguen es dañar la armonía y el equilibrio en tu cuerpo.

No consumas tampoco alimentos industriales, prepara tu comida tú mismo. Los alimentos industriales están llenos de sustancias artificiales, además de estar alterados y carecer de los nutrientes y oligoelementos naturales.

Ya se ha comprobado que para mantener el equilibrio elíptico del cuerpo, no debes consumir drogas sintéticas creadas por el hombre, ni para curarte, ni para modificar los alimentos, excepto que las haya recetado un médico competente. Tampoco debes consumir ninguna droga que pueda alterar o modificar tu estado de consciencia.

No consumas sustancias como heroína (que proviene del opio) o cocaína (de la planta de coca); estas plantas sintetizadas o refinadas alteran, excitan o adormecen la percepción natural de sus sentidos.

En realidad, todas las drogas provienen de plantas que pueden utilizarse con sabiduría, en el arte de la medicina, o para "animarnos la vida".

Debes comprender que cada vez que perforas su piel, órganos como la lengua o los dientes para colgar o lucir algún arete o pircing, no estás respetando tu cuerpo.

Ocurre lo mismo cuando modificas la textura de tu piel o tus dientes al incorporar sustancias ajenas como tinta, mercurio o plomo, es decir, cuando te haces tatuajes o modificaciones de oro o algún metal en los dientes. Al perforar o modificar tu piel en particular y de tu cuerpo en general, sin que sea por prescripción médica, no estás respetando tu cuerpo.

No obstante, si ya te has tatuado o modificado alguna parte de tu cuerpo, si gustas, puedes quitártelas para intentar devolver la forma original a él.

No debes fumar y específicamente, ningún tipo de planta. El tabaco, el opio o el cannabis sirven para tratar contusiones y determinadas enfermedades.

Ninguna planta está hecha para ser fumada. Existen para solo para solucionar algunos inconvenientes de la vista y deben ser utilizadas en la alimentación, o, como ya hemos visto, con sabiduría en la medicina, o para decoración.

Debes limitar el consumo de té y café a un máximo de 3 tazas por día. Por encima de estas cantidades, las moléculas de teína y cafeína de estas bebidas calientes alteran la eficacia de tu sinapsis y disminuyen tu esperanza de vida poco a poco. Al mismo tiempo también afectan tu memoria, habilidades analíticas y de síntesis.

Por otro lado, no debes consumir en absoluto las bebidas frías industriales, que se conocen como gaseosas o refrescos. Las sustancias artificiales que llevan, como los edulcorantes, alteran la eficacia de las sinapsis, destruyen las neuronas y producen la degeneración de los órganos; provocando enfermedades como el Alzheimer y disminuyendo tu esperanza de vida.

La base alimenticia debe estar constituida por frutas variadas y oleaginosos, las frutas deben estar frescas, maduras y ser transportadas rápidamente desde el lugar de recolección hasta la casa. Debes consumirlas abundantemente cada día, a la hora del desayuno, o media hora antes de las comidas, o incluso entre horas, y puedes consumirlas peladas o lavadas, como lo prefieras.

Aliméntate con las frutas, seguramente podrás mejorar tu salud. Trata de sentir la vida que hay en cada fruta en tus papilas gustativas, en tu tubo digestivo, y siente cómo los alimentos van incorporándose en lo más profundo de tu cuerpo.

Para lograr esta armonía, cada vez que comas una fruta o una nuez, mastica lentamente, hasta que el alimento se convierta en zumo dentro de tu boca.

No dudes en masticar lentamente la fruta o los frutos secos que consumas entre comidas, como nueces, avellanas, o anacardos. Este tipo de alimentos se transforman en leche vegetal en su boca y le aportan a tu cuerpo oligoelementos muy importantes para el mantenimiento de una buena salud.

Haciendo esto comprobarás que, progresivamente, tendrás menos ganas de consumir grandes cantidades de alimentos cocidos durante largo tiempo.

A mediodía y por la noche consume tantas verduras variadas como quieras, intentando sobre todo comerlas crudas. No olvides pelarlas y lavarlas con abundante agua del grifo o embotellada.

Al pelar las verduras, incluyendo las que crecen en el suelo como las zanahorias o las patatas, así como los ajos, las cebollas o los champiñones, no tengas miedo de acabar con seres vivos microscópicos como bacterias o microbios, concebidos para protegerte y para vivir en armonía con él mientras pela sus verduras.

Incluso, si mantienes un nivel de higiene alto, acuérdate de que, en tu cuerpo, tienes millones de individuos que contribuyen al equilibrio de tu piel, de tus órganos y del conjunto de tu sistema digestivo.

El arroz, el trigo y todos los cereales que se reproducen naturalmente son indispensables para tu alimentación, seguramente te ayudarán a mejorar tus hábitos alimenticios.

Este tipo de alimentos están perfectamente adaptados para el consumo humano, no obstante, algunos de estos han sido modificados genéticamente y puede que, actualmente, sean dañinos para el organismo. Las legumbres, como los frijoles o judías, los guisantes o las lentejas son necesarias diariamente, con moderación, complementando a otros alimentos, y contribuyen a la regeneración de las células, especialmente musculares y a la armonía en la sangre.

Debes consumir con moderación estos cereales y legumbres diariamente, mejor si lo haces a mediodía, en lugar de en la cena, ya que contienen elementos necesarios para la construcción y regeneración de las células, pero se tardan más en digerir que las frutas o las verduras.

Entre las comidas principales, consume de 8 a 10 frutos oleaginosos, como nueces, almendras o avellanas, siempre masticando lentamente hasta sentir como se convierten en leche vegetal en tu boca.

Pero no consumas leches de frutos oleaginosos o leche de soja fabricada industrialmente, ya que estas leches no contienen prácticamente ninguna vitamina o micronutriente natural.

Igual que hemos visto con las frutas que se deben consumir en la mañana, cada vez que tomes una verdura cruda o cocida, cereales o leguminosas, nútrete de su color y de su olor, con cada mordisco.

Cada vez que comas, hazlo lentamente, con agrado, gratitud y reconocimiento por estos alimentos vivos.

Tu cuerpo necesita de 2 a 3 litros de agua al día, algo que podrás encontrar sobre todo en las frutas, verduras, alimentos crudos o cereales germinados.

Es necesario que siempre tomes esta cantidad cada día, y es mejor que lo hagas siempre entre comidas (pero nunca durante las comidas), trata que de que sean 1 y 2 litros de agua en estos momentos.

Pero no bebas agua (o muy poca) durante las comidas para no ahogar o destruir los nutrientes de los alimentos. Siguiendo estas sencillas recomendaciones de sentido común conseguirás una salud excelente.

Ayunar y Descansar:

Hoy en día, un gran número de estudios destacan las increíbles virtudes terapéuticas y purificadoras del ayuno:
Una de estas ventajas es la pérdida de peso, mejora de ciertas enfermedades crónicas, mejora de las facultades cognitivas, limpieza del sistema digestivo y purificación general de nuestro cuerpo, etcétera.

Se ha determinado que las personas comen demasiado y que el ayuno permite al cuerpo descansar y purificarse. El cuerpo se limpia entonces de células viejas, grasa, desechos y toxinas que lo atestan.

No obstante, debes tener en cuenta que el ayuno no tiene nada que ver con la anorexia, que es una enfermedad. No es peligroso, es accesible a todos (excepto en algunos casos patológicos), porque tenemos reservas que mantener sin problemas durante varios días.

Existen varios tipos de ayuno:
- Ayuno de agua
- Ayuno en seco
- Ayuno intermitente

Al respecto, los invitamos a aprender sobre todos estos tipos de ayuno.

Pero esto es más que solo sobre la comida, esta es una completa filosofía de vida. Se trata de descansar desde todos los puntos de vista: los medios de comunicación, la tecnología, la música.

¿Por qué no reducir el tiempo que pasas en el teléfono, el tiempo que pasas viendo noticias negativas, escuchando música durante demasiado tiempo a alto volumen?

Todo esto hace que sobre estimules tu cuerpo.

Aunque el capítulo que acabas de leer está escrito en un tono algo imperativo, tiene la intención de darte algunas ideas para que pienses sobre los hábitos que tienes y cómo puedes mejorarlos.

El objetivo, también es mostrarle que una vida saludable juega un papel muy importante en tu salud en general.

Vivir saludablemente es lo que le permite que si has estado enfermo, puedas curar de mejor manera y más eficientemente, y también es posible prevenir la aparición de enfermedades en el futuro.

Palabras Finales
¡Gracias!

Felicitaciones, has llegado al final del libro.
Has comprendido lo importante que es cuidar de ti mismo y de tu cuerpo.
¡Recuerda que, tu salud debe ser tu prioridad número uno!

Porque, en realidad: **¿Existe algo más valioso para las personas que la salud?**

Como siempre, por favor, te pedimos consultar a un médico antes de tomar cualquier medida. Este libro es simplemente una recopilación de consejos que han demostrado su eficacia en la salud de algunas, pero no olvides que, como cualquier libro, no puedes reemplazar un diagnóstico médico calificado.

Su Regalo
Libro gratuito sobre Alimentos Alcalinos

Para agradecerte que hayas leído este libro, queremos regalarte un ejemplar digital en formato PDF.

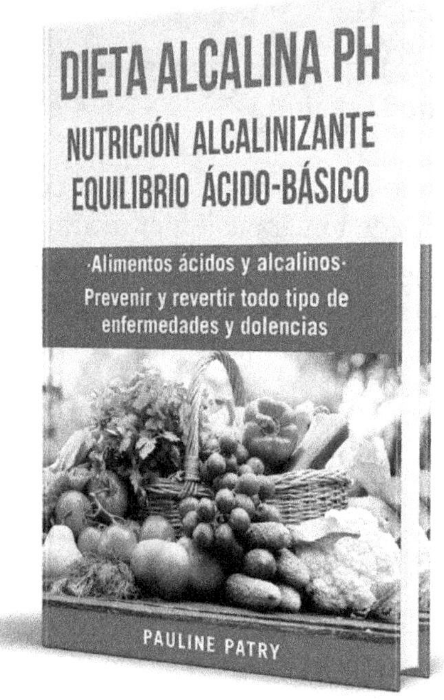

En este libro, tratamos el tema del equilibrio ácido-base del cuerpo. Aprenderás como regular este equilibrio, los alimentos a evitar y aquellos a los que dar preferencia.

Para descargar a este libro gratuito, sigue o haz clic en el siguiente enlace:

https://katvio.com/libro

También puedes escanear el siguiente código QR con tu smartphone, abrirá el enlace automáticamente:

Su opinión del libro

Si crees que este libro puede ayudar a otras personas que sufren, por favor, tómate el tiempo para compartir una opinión positiva.

Si no estás satisfecho con este libro, puedes contactar con el autor del libro para compartir tus pensamientos y comentarios. Nos tomamos muy en serio la mejora continua de este libro. Por lo tanto, si tienes alguna recomendación, consejo o mejora que enviar, puedes contactar directamente con el autor a través de este enlace:

https://katvio.com/reaccion

Si crees que este libro puede ayudar a otras personas, la mejor manera de compartir esa información es publicar un comentario positivo sobre la plataforma de compra de este libro.

¡Te deseamos que goces de excelente salud!

Pauline PATRY

www.ingramcontent.com/pod-product-compliance
Lightning Source LLC
Chambersburg PA
CBHW061522250726

48657CB00005B/2016